DE LA GOUTTE

DE SON TRAITEMENT

ET DE SA GUÉRISON

PAR LA MÉDECINE THERMOPATHIQUE.

PAR

L. HÉBERT.

Adde graves aeris mutationes. Nam muta-
tiones insignes, quæ in ipsa tempora incidunt
et temporum defectiones, maximè pariur
morbos.

(HEURNIUS, Commentaires sur Hippocrate.)

PARIS

GERMER BAILLIÈRE | GARNIER FRÈRES
RUE DE L'ÉCOLE-DE-MÉDECINE.   AU PALAIS-NATIONAL.

ET CHEZ L'AUTEUR, RUE FONTAINE-MOLIÈRE, 39 *BIS*.

1851

MÉDECINE THERMOPATHIQUE

DE LA GOUTTE

DE SON TRAITEMENT ET DE SA GUÉRISON

PAR LA MÉDECINE THERMOPATHIQUE

DE LA GOUTTE

DE LA GOUTTE

DE SON TRAITEMENT

ET DE SA GUÉRISON

PAR LA MÉDECINE THERMOPATHIQUE.

PAR

L. HÉBERT.

Adde graves aeris mutationes. Nam muta-
tiones insignes, quæ in ipsa tempora incidunt
et temporum defectiones, maximè pariunt
morbos.

(HEURNIUS, Commentaires sur Hippocrate.)

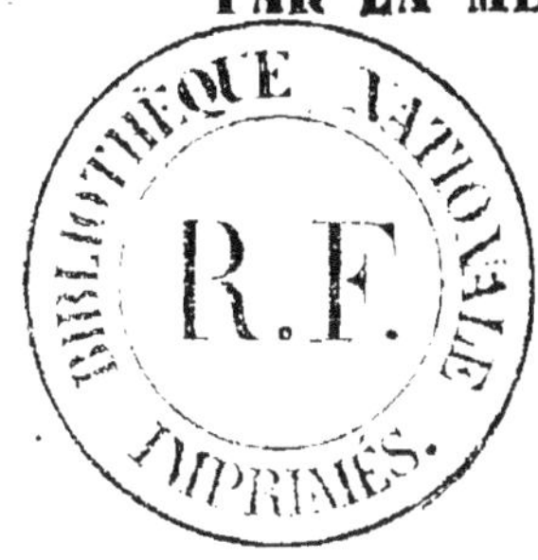

PARIS

GERMER BAILLIÈRE | GARNIER FRÈRES
RUE DE L'ÉCOLE-DE-MÉDECINE. | AU PALAIS-NATIONAL.

ET CHEZ L'AUTEUR, RUE FONTAINE-MOLIÈRE, 39 *BIS*.

1851

AVANT-PROPOS

Qu'est-ce que la goutte? quelle est sa cause?
quels symptômes marquent sa présence? Telles
sont les premières questions pathologiques qui
appellent notre attention. Mais, comme dans
l'examen que nous aurons à faire de cette affection, nous devrons sortir de la route suivie jusqu'alors, assigner à ce terrible mal une cause
autre que celle qui lui a été attribuée, nous sommes forcés d'initier, nos lecteurs, à des connaissances préliminaires, indispensables à la com-
préhension du système médical nouveau que
nous avons établi, et au moyen duquel nous som-

mes parvenus à définir le radical de la maladie qui nous occupe.

Nous emprunterons ces connaissances à un ouvrage que nous avons, en ce moment, sous presse, intitulé : *De l'Attractionisme animal,* et dans lequel nous avons assis les bases de la médecine *Thermopathique.*

Nous ne discuterons, ici, aucune des propositions que contient et développe notre livre ; nous demandons qu'on les accepte comme vraies : nous nous sommes, du reste, toujours imposé le devoir de marcher d'accord avec la science.

Ceci posé, nous entrons en matière.

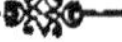

DE LA GOUTTE

DE SON TRAITEMENT ET DE SA GUÉRISON

PAR LA MÉDECINE THERMOPATHIQUE.

CHAPITRE PREMIER.

DES ÉLÉMENTS CONSTITUTIFS DES CORPS.

1. Un fait immense, constant, et que personne ne peut révoquer en doute : *c'est que la nature est une, et qu'elle régit, par une même loi, l'homme, l'insecte, l'univers.*

2. Un autre, non moins immense, non moins constant : *c'est que tous les corps, sauf cinquante-trois, que la chimie n'a point encore analysés, sont soumis à l'action, impérieuse et inévitable, de quatre grands*

agents dont ils sont composés, et qui composent la na-
ture ; et que ces agents, le Carbone et l'Hydrogène, le
Calorique et l'Oxygène, *sont les causes de toutes les*
combinaisons dans les corps, de tous les phénomènes
naturels qui nous paraissent inexplicables.

Quelques mots sur la nature de ces agents
primitifs, qui résument, en eux, toutes les forces
motrices et vitales des mondes.

§ 1.

Du carbone.

3. Le *Carbone* est un fluide qui, uni avec du
calorique fixe, compose le corps que nous appe-
lons charbon ; ou, si on l'aime mieux, c'est le
principe combustible qui existe dans le charbon.

4. Nous devons, à Lavoisier, la découverte de
l'*Hydrogène,* qu'il a fait sortir de la décomposition
de l'eau : il a trouvé qu'elle était une combinaison dans le rapport de 85 à 15 parties d'oxygène,
et d'un fluide particulier qui a été appelé *Hydro-*
gène ou générateur d'eau.

§ 2.

De l'Oxygène.

5. L'*Oxygène,* ou générateur d'acides, est un

corps simple, principe de la saveur acide, vive et piquante, que l'on rencontre dans toutes les substances qu'il domine. De tous les agents qu'emploie la nature, l'Oxygène est le plus ardent, le plus prompt : c'est le *grand excitateur;* car, sans lui, pas de chaleur, de combinaison ni de décomposition. Partie pure et respirable de l'air, condition indispensable de la combustion, il est un des plus violents excitants de *la force vitale,* du mouvement musculaire, de la germination.

§ 3.

Du Calorique.

6. Le mot feu comprend les phénomènes caractérisés par la chaleur, les dilatations, les flammes, la lumière, les couleurs ; ces phénomènes ne sont que des effets.

7. La cause qui les détermine est le *Calorique.*

8. Le *Calorique* est donc, aussi, un fluide, principe de la chaleur.

9. Il se manifeste sous deux formes : *sous la forme libre et sous la forme fixe.*

10. *Sous la première,* la forme libre, il s'interpose dans tous les corps, remplit leurs concavités

1.

et interstices, se répand, universellement, dans le globe et dans l'atmosphère ; il devient, alors, cause de la dilatation des solides, de la raréfaction des liquides, de la fusion, de la volatilisation, de la gazéification, etc., et donne la sensation de chaleur.

11. *Sous la forme fixe*, contrairement au *calorique libre*, il resserre, contracte, solidifie les corps et produit le froid ; il est, exactement, représenté par le charbon, l'hydrogène, les huiles, le bois, la glace, les substances combustibles animales, végétales et minérales. *Nous le retrouverons dans les obstructions* (**196**), *ankyloses et nodosités produites par la goutte.*

§ 4.

Le carbone, l'hydrogène, le calorique et l'oxygène, éléments
constitutifs des corps.

12. Maintenant que nous avons indiqué comme les quatre grands agents de la nature, le *Carbone* (3), l'*Hydrogène* (4), le *Calorique* (8) et l'*Oxygène* (5), disons, avec la chimie moderne, qui a soumis au creuset incandescent de sa science, toutes les substances des trois règnes, *qu'il n'y en a pas une où elle n'ait rencontré de l'hydrogène et du carbone, ou au moins l'un de ces deux fluides, et pas une* *où ces deux fluides ne fussent unis à du calorique ou à de l'oxygène.*

13. Les prive-t-elle de leur calorique, elles se marient avec l'oxygène; leur prend-elle leur oxygène, elles s'emparent du calorique.

14. L'hydrogène et le carbone, diversement susceptibles de se combiner avec le calorique et l'oxygène, ne sont, jamais, tout à la fois, séparés l'un de l'autre. De là, Lavoisier a tiré cette conséquence : « Que *l'Hydrogène et le Carbone* doivent être considérés comme des BASES qui reçoivent, alternativement, du *Calorique et de l'Oxygène,* et qui servent de radical à l'un et à l'autre, qu'il a nommés PRINCIPES. Il résulte de ces combinaisons intermittentes du calorique et de l'oxygène avec les *Bases,* que ces dernières *ne peuvent rester veuves,* c'est-à-dire qu'il faut, inévitablement, qu'elles soient unies soit à de l'oxygène, soit à du calorique.

Lors donc que nous nous servirons du mot *Bases,* nous entendrons par là le *Carbone* et l'*Hydrogène,* et par *Principes,* nous exprimerons l'*Oxygène* et le *Calorique.*

15. L'hydrogène et le carbone se trouvent donc, invariablement, dans les corps, comme parties intégrantes, et toutes les combinaisons, modifications de ces corps, ne sont dues qu'à un

changement de mouvement entre les *Principes*, c'est-à-dire l'*Oxygène* et le *Calorique*.

16. C'est, aussi, par ces changements de mouvements entre les *Principes*, que, dans notre ouvrage, *De l'Attractionisme animal*, nous expliquons et démontrons les phénomènes de la combustion, de la fermentation, des combinaisons, du dégel, de la congélation, du chaud et du froid, des volatilisations, de la solidité, de la fluidité, de l'élasticité, de l'adhésion, des couleurs et de l'électricité, etc.

CHAPITRE II.

DE LA COMBUSTION.

17. Nous ne pouvons, ici, passer sous silence, un des effets produit par *le changement de mouvement* (15) *du Calorique et de l'Oxygène*, dans l'acte de la combustion. Comme notre corps n'est qu'un système en combustion, lorsqu'il sera démontré comment agit celle de nos foyers, nous aurons fait connaître celle du corps humain ; nous rendrons, ainsi, plus sensible la consé-

quence que nous déduirons de ce fait *pour expliquer la cause de la goutte.*

18. Nous l'avons dit, plus haut (les *Bases* (14),
le *Carbone* et l'*Hydrogène*), ne peuvent rester veuves (14); il faut qu'elles soient alliées à l'un des
deux *Principes*, soit à de l'*Oxygène, soit à du Calorique* (14). Lors donc, que le calorique les quitte,
il faut, indispensablement, qu'il soit remplacé
par l'oxygène (14).

19. Mais cette alliance ne peut se contracter
qu'en vertu d'une loi de la nature, la loi de l'*Attraction.*

20. L'*Attraction,* que nous devons à *Newton*,
est la propriété qu'ont les corps de s'attirer,
mutuellement, entre eux; elle s'exerce *en raison directe de la masse des corps* et inverse du carré
des distances.

21. Expliquons ce premier terme dont nous
avons seulement besoin. Il signifie : *que plus un
corps est massif, plus puissamment il en attire un
autre ; que moins il est massif, moins puissamment il attire ; que si deux corps sont égaux, ils s'attirent également, inégaux inégalement.*

22. La force d'attraction (20) régit tous les
mouvements des fluides élastiques dans l'homme
et en dehors de l'homme.

23. Cette loi établie, il nous est facile de vous

dire comment et pourquoi procède l'ignition dans la combustion.

24. Lorsque vous avez disposé, en un foyer, les matières combustibles nécessaires, vous en approchez un tison ardent pour y mettre le feu.

Le bois, le charbon, nous l'avons dit, représentent, exactement, le Calorique sous forme fixe (11) ; votre foyer est donc composé de combustibles à *Bases* (14) douées de calorique fixe (11), c'est-à-dire qui ne comportent que peu ou point d'oxygène.

25. Le tison ardent que vous avez mis en contact avec les matières assemblées en votre foyer est, lui, au contraire, pourvu de calorique libre (10) qu'il dégage divergentiellement, expansivement.

26. Ce calorique libre, éminemment peu massif et volumineux, puisqu'il s'introduit partout, et qui, en vertu de sa nature, tend à pénétrer tous les corps (10), s'interpose, dilate le calorique fixé dans les *Bases combustibles* (24) et lui fait perdre la directe des masses (20, 21).

27. Mais la condition du calorique fixé dans les *Bases combustibles*; la présence du calorique libre qui apporte son interposition, sont-elles les seules circonstances nécessaires pour ren-

dre, au calorique enchaîné, sa liberté ? Assurément non, car la loi de la non-viduité des *Bases* resterait inexécutée (14).

28. En effet, si le calorique libre du tison ardent (25) suffisait pour évacuer le calorique fixe des *Bases combustibles* (11), qu'en résulterait-il? C'est que les *Bases* resteraient veuves : or, nous dit la chimie : il n'est pas une substance dans les trois règnes de la nature qui ne contienne ou du carbone ou de l'hydrogène, et pas une où ces deux fluides ne soient unis à du calorique ou à de l'oxygène (12).

29. Donc, si le calorique libre avait la puissance de dégager le calorique fixe; de lui donner une liberté, dont il userait en s'épandant en chaleur (12), les *Bases* resteraient veuves, et la combustion serait, tout bonnement, impossible.

30. Il faut donc, que l'alliance rompue du calorique fixe, soit remplacée, par une autre, dans les *Bases* (14).

31. Quel fluide, autre que l'oxygène (5), pourra prendre la place du calorique, puisque tous deux ont le privilége exclusif de jouir, tour à tour, de l'hospitalité des *Bases* (15).

32. Le calorique fixe (11) a donc été dilaté par le calorique libre (10); en se dilatant, il a commencé à perdre de sa masse (21): celle-ci

diminuant, la force attractive mutuelle des *Bases* et du calorique fixe a, conséquemment, été moindre, en vertu de la loi de l'attraction qui agit en raison directe des masses, et fait que moins un corps est grave, moins puissamment il attire, plus puissamment il est attiré (20, 21).

33. Est, alors, apparu l'oxygène plus volumineux et plus massif que le calorique libre et que le calorique dilaté (26); l'oxygène qui, lui, présentait la directe des masses (21) aux *Bases*; plus attiré par elles, les attirant davantage, il devait se résumer de l'atmosphère et se fixer en elles (21).

34. Rien ne s'oppose donc plus à la liberté du calorique fixe, voyez-le, en effet:

35. Ses éléments, indéfiniment petits, dégagés du double lien d'attraction qui les retenait (attraction des *Bases* sur lui, attraction bien qu'indéfiniment faible de ce calorique sur les *Bases*) (20), ses éléments, disons-nous, divisent, séparent, détruisent tout assemblage à leur issue des *Bases*, se répandent en leurs divergences, dilatent, successivement, le calorique fixé autour d'autres *Bases*, et permettent de prendre, progressivement, la majorité des masses, à l'oxygène, qui se fixe enfin dans toutes les *Bases*.

Ainsi procède la combustion.

36. *Elle consiste en fixation d'Oxygène et en éman-cipation de Calorique.*

37. Plus la masse de l'oxygène sera riche, plus majeure, plus ardente sera la combustion; et quelle que soit d'ailleurs la quotité d'oxygène, elle sera d'autant plus riche que le calorique fixe sera plus indigent.

38. *La combustion procède donc, encore, en rai-son composée de la directe de l'Oxygène (36) et de l'in-verse du Calorique fixe.*

CHAPITRE III.

LE CARBONE, L'HYDROGÈNE, L'OXYGÈNE ET LE CALORIQUE, ÉLÉMENTS CONSTITUTIFS DE L'HOMME.

39. Les phénomènes qui se passent dans la combustion de nos foyers, se reproduisent, exac-tement, chez l'homme; nous en fournirons la preuve en établissant : que la nature une (1), in-divisible, mais avare de ses moyens d'action, n'a pas favorisé la machine humaine, de rouages dif-férents de ceux qui, tout à l'heure, ont (ch. II) donné le mouvement, à des substances assoupies dans le repos de l'inertie.

40. En effet, si tous les corps inorganiques ont reçu, de la nature, une composition uniforme (1) ; si leur changement d'état tient à une variation dans la conduite de leurs *Principes* (15), nous devons retrouver, chez l'homme, et cette même composition et sa même manière de procéder. Recherchons donc ses éléments constitutifs ; car c'est par eux et leurs différentes combinaisons, que nous arriverons à donner de la goutte une explication rationnelle.

41. Par éléments constitutifs de l'homme, nous n'entendons pas son organisme ; la structure matérielle du corps, n'est que la réunion sagement combinée des instruments nécessaires au jeu de cet organisme, instruments inutiles et stériles, s'ils ne reçoivent, de forces naturelles et actives, le souffle qui doit leur imprimer le mouvement et la vie.

42. Nous avons donc à rechercher, ailleurs que dans l'organisation matérielle de l'homme, ses éléments constitutifs (49).

43. L'homme est le dernier anneau de la chaîne qui attache la terre au ciel ; la chair, les os qui le composent ne sont pas sa propriété exclusive : parties intégrantes d'un tout plus grand,

plus complet, il ne les doit qu'à un emprunt momentané qu'il en a fait au globe terrestre, emprunt qu'il solde à sa mort. Elles lui appartiennent moins qu'au monde dont elles subissent les révolutions.

44. Étroitement liée au sort des éléments, notre vie obéit à leurs mouvements, et comment en douter :

45. Le froid l'assoupit, la chaleur l'anime; l'absence du soleil plonge, dans le sommeil, les animaux et les plantes; les lieux humides abattent les forces; des boissons, des aliments divers troublent l'intelligence ou l'enivrent; *nous sommes malades ou par excès, ou par défaut, ou par inégalité des éléments* (46).

46. Si donc notre vie est subordonnée à un ordre de convenance avec la nature particulière des airs, climats, aliments et autres qualités ou propriétés de ce monde, nous devons participer des lois et de la composition correspondantes à la nature.

47. Notre mort ne sera que la rupture complète de ces rapports de correspondance avec les forces générales du monde, qui réclame le paiement du prêt qu'il nous a fait.

48. L'homme ne subsiste donc, que par le concours indispensable des éléments du globe, car il

lui faut de la chaleur, de l'air, de l'humidité ou de l'eau et de la lumière ; or il possède la chaleur, il respire l'air, l'humidité le pénètre, la lumière l'éclaire (45).

49. Les élémens constitutifs de l'homme, sont donc les éléments du monde : les lois qui régissent l'homme, sont donc les lois qui régissent le monde (51 à 60).

50. Ainsi, l'homme ne sera pas, quant à sa composition, distinct des autres corps organiques et inorganiques de la nature : comme eux il contiendra, en lui, *du carbone* (3), *de l'hydrogène* (4), *de l'oxygène* (5) *et du calorique* (8), et c'est dans la partie la plus essentielle du corps humain, que nous rencontrerons ces agents primitifs.

51. La décomposition du sang nous fournit, en effet, la somme de ces éléments et le rapport dans lesquels ils se trouvent.

	Sang artériel.	Sang veineux.
Carbone	50,2	55, 7
Azote	16,1	16, 2
Hydrogène	6,2	6, 4
Oxygène	26,6	21, 7
	99,1	100,00

52. Ainsi *Carbone* et *Hydrogène*, voilà bien les *Bases* (14) constitutives de tous les corps.

53. Mais si nous retrouvons, en nous, ces éléments nécessaires, nous devons aussi et inévitablement, retrouver les *Principes* (14), car, vous
ne l'avez point oublié, les *Bases* ne peuvent rester
veuves (14).

54. Déjà l'oxygène nous est apparu dans la
couleur rouge du sang ; avons-nous besoin d'ap-
peler la présence du calorique? Ne la manifeste-
t-il pas, ostensiblement, par la chaleur bienfai-
sante qu'il répand dans tous nos membres.

55. Le *Calorique* et l'*Oxygène* sont donc, à
leur tour, chez l'homme, et de par la loi com-
mune (1), les conjoints obligés du *Carbone* et de
l'*Hydrogène* (14). Leur union n'étant due qu'à la
contrainte, vous les verrez réclamer, souvent, les
bienfaits du divorce; puis, repentants de leur in-
fidélité, revenir prendre place au foyer conjugal.
C'est qu'il existe, pour eux, un code dont ils ne
peuvent, impunément, violer les dispositions, et
parmi les lois sages et prudentes qu'il renferme,
vous avez vu celle de l'attraction (20), à laquelle,
époux fidèles, ils obéissent aveuglément, soit
qu'ils usent de la licence de la séparation de corps,
soit qu'ils réintègrent le domicile légal.

56. Le *Calorique, comme l'Oxygène,* est donc partie intégrante de la constitution humaine (49).
Toujours il se trouve en présence de l'oxygène,

antagoniste puissant qu'il chasse ou par lequel il est chassé (13). Il existe, entre eux, une lutte perpétuelle : tous deux combattent pour la liberté, et, de cette guerre incessante, naissent des révolutions qui, le plus souvent, tournent au détriment des êtres intéressés à leur état de liberté ou d'esclavage.

57. Le servage continuel du calorique ou de l'oxygène arrêterait l'escompte nécessaire de la vie humaine : ce n'est qu'à un changement de gouvernement (15), sans cesse renouvelé, dans les *Bases* (14), soumises tantôt au règne du calorique, tantôt à la domination de l'oxygène, que sont dues les transitions différentes par lesquelles passe le corps humain (15).

58. Formé des éléments primitifs des corps (2), l'homme devra supporter l'effet des révolutions diverses auxquelles ils sont, eux-mêmes, invariablement, soumis ; son enveloppe sera le laboratoire dans lequel se feront toutes leurs combinaisons, toutes leurs volatilisations ; son atmosphère s'échauffera au feu de leurs dilatations (10), se refroidira aux émanations glaciales de leurs frigescences (11), et, par suite, son état matériel, puis son état intellectuel subiront des transformations proportionnelles à ces révolutions intestines.

59. La domination inconstante et irrégulière des *Principes* (14) dans les *Bases* (14) sera, donc, la cause générale des maladies chez l'homme ; tandis que s'ils se meuvent dans une course uniforme, ils donneront et perpétueront la santé.

60. Il était utile, de bien établir la nature de ces éléments constitutifs, parce qu'ils nous permettent de déterminer, exactement, le radical des maladies, et de les combattre par une médication facile.

61. Ainsi, et, surtout, en vue du sujet que nous traitons, nous dirons : *Que les combinaisons du corps humain ont, avec les combinaisons habituelles des corps, même inorganiques, des causes et des effets identiques* (15) ; *qu'ainsi : l'homme n'est qu'un système en combustion, foyer subtil qui peut être activé ou ralenti selon le besoin, selon les indications.*

CHAPITRE IV.

DE LA RESPIRATION.

62. Il ne nous sera pas difficile de prouver cette proposition, si nous voulons examiner la respiration ; sans nous inquiéter de la manière dont elle s'opère, acte trop évident pour qu'il soit besoin de l'expliquer, disons : *Que la respiration n'est qu'une combustion.*

63. En quoi consiste, en effet, la combustion ? (ch. II.)

64. En fixation d'oxygène et en émancipation de calorique (36).

65. Comment procède l'ignition (24 à 36) ?

66. En facilitant, au tison incendiaire du calorique libre, son interposition dans le calorique fixé dans les *Bases combustibles,* qu'il dilate, divise, désunit ; en présentant, à ce dernier, la directe des masses, de l'oxygène, qui la lui fait perdre. (24 à 36.)

67. Quels sont, enfin, les effets principaux de la combustion ? La chaleur, la dilatation (10).

68. Or, toutes ces circonstances, tous ces phénomènes se reproduisent dans l'acte de la respiration ; car nous avons, pour foyer, les poumons ; pour tison incendiaire (24), le calorique libre du corps, qui, dilatant (10) le calorique fixé (11) dans les *Bases (le Carbone et l'Hydrogène, parties intégrantes du sang)* (51), lui fait perdre la directe des masses (21) ; mais, prenez garde, le calorique fixé s'émancipant, les *Bases* ne peuvent rester veuves (14) ; l'oxygène leur offre la directe des masses que le calorique fixe, dilaté par le calori-

que libre, n'a plus par devers lui ; dès lors, l'é-
quilibre est rompu, et il arrive que, plus attiré
par les *Bases,* les attirant davantage (21), l'oxygène se résume de l'atmosphère et se fixe en
elles. Les éléments du calorique libre, dégagés
de leur lien d'attraction (35) s'interposent, à
leur issue des *Bases,* se répandent, en leurs divergences, et la chaleur et la dilatation, effets
du calorique expansif (10), annoncent, sa sortie,
dans toutes les parties du corps.

69. Or, il n'y a point de combustion sans fixation d'oxygène (36) et sans divergence de calorique (10) ; point de divergence de calorique
sans expansion de chaleur, *donc, la respiration est
une combustion qui procède, comme celle des foyers,
en raison composée de la directe de l'oxygène et de
l'inverse du calorique fixe* (37 et 38).

70. Notre proposition se démontre, en outre,
physiquement et mathématiquement, par la com-
paraison des éléments qui composent le sang veineux et le sang artériel (51), dans leur transition
d'un état à l'autre : ainsi, le sang veineux, en se
transformant en sang artériel, perd 5,5 de carbone ; 0,1 d'azote ; 0,2 d'hydrogène ; l'oxygène,
au contraire, augmente dans la proportion de
4,9 (51).

71. Il résulte, de là, que le carbone et l'hydro-

gène, qui sont surtout des éléments de la graisse et des huiles (11), peuvent être considérés comme ayant formé des cendres concrètes, indice certain de combustion.

72. Enfin, le sang artériel marque 1 à 2 degrés de plus de chaleur que le sang veineux, effet constant de l'expansion du calorique.

73. *Donc, encore, la respiration n'est qu'une combustion.*

74. Si nous poussons plus loin nos investigations, nous aurons une confirmation nouvelle de notre règle, que nous fournira la nature de différents individus du règne animal.

75. Les oiseaux, par exemple, qui ont, proportionnellement, de vastes poumons, et qui respirent fréquemment, développent beaucoup de chaleur animale ; les reptiles et les serpents, au contraire, dont les poumons celluleux aspirent lentement ; les poissons dont les ouïes n'absorbent que la petite portion d'air en dissolution dans les eaux, ne dégagent qu'une très-faible quantité de chaleur.

76. Le sang lui-même, par son changement de couleur, vient à l'appui de notre opinion : *décarbonisé, déshydrogéné par l'envahissement de l'oxygène*, il passe de la couleur noire à la couleur rouge. Tiré de la veine et exposé à l'air,

surtout à l'oxygène, il rougit ; tandis qu'il reste noir, si on le soustrait à ce contact, ou si on l'agite dans des gaz non respirables.

77. Le sang artériel ou *oxygéné*, dit *Bichat*, est l'excitant (5) unique et nécessaire du cerveau, puisque le sang noir le plonge dans la torpeur et le sommeil.

78. Enfin, et comme dernier fait, si vous donnez à respirer de l'hydrogène ou de l'acide carbonique, le sang restera noir, perdra sa vitalité, et loin de perpétuer la vie, occasionnera la mort, qui n'est qu'une congélation (11), effet tout contraire de la combustion.

79. Plus que jamais, en présence de toutes ces preuves, nous pouvons affirmer que le principe vital de l'homme consiste dans la réunion des éléments primitifs des corps, et que ces éléments sont, chez lui, comme chez eux, soumis à des combinaisons chimiques (15).

80. La respiration n'étant qu'une combustion, ainsi que nous venons de le démontrer, il en résulte : que l'état de santé est en rapport direct de ses progrès (37), et que tout l'organisme est plus ou moins favorablement ou péniblement affecté, selon son degré plus ou moins grand d'activité.

81. Un de ses effets constants, lorsqu'elle s'effectue dans les conditions normales : est d'en-

tretenir l'action nécessaire des sécrétions cutanées ; leur cessation ou anéantissement indique une disproportion forcée dans l'emploi des agents utiles à la combustion ou fermentation du corps,

82. C'est, surtout, dans les différents tempéraments que se remarquent ces disproportions (84), ce défaut d'absorption *des Fluides Principes* (l'*Oxygène* et le *Calorique*) indispensables à l'harmonie qui doit résulter de leur union avec les *Bases* (le *Carbone* et l'*Hydrogène*). Nous allons définir ces tempéraments, leurs différences, et, afin de rendre leur explication sensible et mathématique, nous l'appuierons d'un tableau contenant les couleurs qui accompagneront l'état de maladie, dans les tempéraments *Sanguin* et *Bilieux*, tableau qui donnera la somme des éléments atmosphériques aspirés dans ces divers états. Nous arriverons, ainsi, à faire comprendre, plus facilement, la théorie nouvelle qui nous a amené à la découverte du radical de la goutte et à sa guérison.

CHAPITRE V.

DES TEMPÉRAMENTS.

83. *Couleurs qui accompagnent l'état de ma-*

...ladie dans les tempéraments Sanguin et Bilieux :

Couleurs du Sanguin dans l'état de maladie ou agité par les passions.

DÉNOMINATION DES COULEURS, d'après la table de Pfannenschmidt.	RAPPORT CHIMIQUE des quantités correspondantes à celles que donne cette table.			RAPPORT DESQUANTITÉS de mouvement de la force motrice, ou expression des quantités de chaleur.	AUGMENTATION de gaz atmosphéreux.	AUGMENTATION de gaz hydrogineux.	DIMINUTION de l'oxygène.	OXYGÈNE restant.
	Gaz atmosphéreux.	Gaz oxygène.	Gaz hydrogineux.					
Rouge, état habituel. .	2,4210	6,48	1,0350	m'v.				
Couleur de feu. . .	3,2280	6,48	1,3800	0,5625 m'v.	0,8070	0,3450	0,86	5,62
Couleur de feu, jaune.	5,6490	6,48	2,4150	0,1834 m'v.	3,2280	1,3900	1,51	4,97
Jaune couleur de feu.	6,4560	6,48	2,7600	0,1406 m'v.	4,0350	1,7250	1,73	4,75
Jaune.	7,2030	6,48	3,1050	0,1120 m'v.	4,8820	2,0700	1,93	4,55
Blanc.	7,4935	6,48	3,2035	0,1045 m'v.	5,0725	2,1685	2,01	4,47

Couleurs du Bilieux.

DÉNOMINATION DES COULEURS	Gaz atmosphéreux.	Gaz oxygène.	Gaz hydrogineux.	RAPPORT	AUGMENTATION de gaz atmosphéreux.	AUGMENTATION de gaz hydrogineux.	DIMINUTION de l'oxygène.	OXYGÈNE restant.
Rouge brun rouge. .	4,1350	6,48	1,7250	m'v.				
Brun jaune feu. . .	6,4560	6,48	2,7600	0,4020 m'v.	2,3210	1,0350	1,02	5,47
Jaune vert.	8,0700	6,48	3,4500	0,2581 m'v.	3,9350	1,7250	1,28	5,20
Noir.	9,6840	6,48	4,1400	0,1778 m'v.	5,5490	2,4150	1,53	4,95
Différence entre le Sanguin et le Bilieux.					1,7140	0,6900	1,10	5,38

84. En considérant ces rapports, on voit : que les gaz atmosphéreux (ou *azote*) et hydrogineux augmentant, en partant de l'état habituel, l'oxygène diminue dans le même rapport.

85. Du rouge au jaune, l'oxygène étant en défaut, chez le Sanguin, le calorique passe à l'état d'engagement, il se fixe (11).

86. Du rouge au blanc, la diminution d'oxygène a lieu, le calorique se fixe davantage et la chaleur reste à peu près la même.

87. Le même effet se produit chez le Bilieux, mais dans un plus grand rapport ; il engage plus de calorique qui, se dégageant, lentement, dans l'acte vital, lui fait éprouver une chaleur sourde qui le consume.

88. Le *Sanguin* étant, naturellement, *Oxygéné*, le calorique est, en lui, dans un état de liberté relative. Il devient malade lorsqu'il y a excès dans l'un et défaut dans l'autre.

89. Défaut d'oxygène, excès de calorique.

90. Défaut de calorique, excès d'oxygène.

91. Dans le premier cas (89), le dégagement de calorique n'aura plus lieu, comme dans l'état habituel ; il augmentera, en quantité, comme le gaz hydrogineux et atmosphéreux qui l'entourent, et le tempérament se rapprochera de celui du Bilieux.

92. Dans le deuxième cas (90), dégageant trop de calorique, en temps égal, il arrivera à un degré d'oxygénation, qui constituera, en lui, l'état de faiblesse.

93. Le *Bilieux* étant, naturellement, *Carboné*, son état de maladie, dépend de la quantité de calorique qu'il a engagé et de la quantité d'oxygène qu'il absorbe ; que l'un soit en excès et l'autre en défaut, ou que tous les deux soient en excès.

84. Dans le premier cas (93), le calorique fixé étant sollicité par l'oxygène en défaut, ne sera pas assez puissamment excité pour être mis en liberté ; mais n'ayant plus qu'un engagement relatif, il produira une chaleur sourde qui consumera le malade intérieurement.

95. Dans le second cas (93), l'un et l'autre étant en excès, trop de calorique se dégagera à la fois ; il en naîtra un incendie dans tout le système ; le Bilieux de *carboné* qu'il était, deviendra, en quelque sorte, *carbonisé*.

96. Le *Mélancolique* est, naturellement, *Hydrogéné* et pourvu d'une quantité relative de calorique, à l'état d'engagement.

97. La maladie, chez lui, dépend : soit de la quantité de calorique engagé, prêt à faire explosion dès qu'il en a les circonstances, lorsqu'il est

en excès, soit de l'oxygène, également en excès, lorsque le calorique engagé est en défaut dans l'enveloppe qui le retient.

98. Dans le premier cas (97), l'oxygène n'excitant pas le calorique assez puissamment, pour le dégager, se mêle au gaz hydrogineux, et fournit la circonstance propre à l'enflammer, dès qu'une impression du dehors sera assez forte pour mettre en mouvement le calorique qui l'engage.

99. Dans le deuxième cas (97), si le calorique étant en mouvement, le gaz hydrogineux vient à se combiner avec l'oxygène absorbé, la formation de l'acide hydrogénique et un relâchement total dans l'individu en seront le résultat.

100. Le *Flegmatique* étant, naturellement, *Aqueux*, tout excès d'oxygène, augmentera son état de relâchement et de liquidité.

Les différences d'absorption des gaz élémentaires, en raison des différents tempéraments, réduisent, on le voit, le principe des maladies à une cause simple et unique qui réside dans l'excès, le défaut ou l'inégalité des éléments (45).

Leur traitement participera de la même simplicité.

§ 1.

Des maladies et de leur traitement.

101. En effet, si diminuer la quantité d'oxygène, est augmenter la quantité de calorique, de gaz atmosphéreux et hydrogineux, et réciproquement, on aura deux moyens, pour arriver à la guérison des maladies.

102. Augmenter ou diminuer l'action du ferment ; augmenter le ferment, pour diminuer la masse fermentescible ; augmenter la masse fermentescible pour atténuer le ferment.

103. On augmente l'action du ferment (102), en lui fournissant l'oxygène qui s'y trouve en défaut.

104. On peut augmenter le ferment en présentant la force organisée, prête à entrer en action, dès qu'on lui en offre la circonstance.

105. C'est ainsi que les purgatifs opèrent.

106. Les amers, s'emploient comme porteurs du calorique.

107. L'eau, comme fournissant l'oxygène.

108. L'eau chaude, l'un et l'autre, le calorique et l'oxygène.

109. Tous les autres remèdes consistent à y

ajouter le principe sucré ou mucilagineux, à augmenter la fermentation spiritueuse ou acide.

110. Plus les moyens seront composés, moins on sera sûr des résultats.

111. On diminue l'action du ferment (102) en diminuant la quantité de calorique ; en s'emparant d'une partie de l'oxygène ; en faisant passer, momentanément, le premier à l'état d'engagement ; en facilitant les dilatations ; en excitant les volatilisations.

112. On diminue la masse fermentescible (102) par les évacuations. Or, diminuer la masse fermentescible, est diminuer, en même temps, le ferment, car tout évacuant menant à un résultat liquide, celui-ci ne peut exister sans diminution d'oxygène, puisqu'il n'y a de liquidité qu'où il y a oxygénation et présence de calorique.

§ 2.

De l'influence de l'air.

113. On devra, aussi, considérer l'influence de l'air.

114. Le Sanguin, naturellement oxygéné (88), respirant un air trop pur, dégagera trop de ca-

lorique; un air hydrogéné n'en dégagera pas assez (123 à 130).

115. Si le gaz atmosphéreux s'y trouve com-
biné, il engagera une trop grande quantité de
calorique.

116. L'air oxygéné convient au Bilieux (93),
car il le forcera à dégager une surabondance de
calorique (130 à 139).

117. Si, tout à coup, il respirait un air saturé
d'oxygène, il éprouverait une chaleur peut-être
au-dessus de ses forces ; il faut, avant, avoir di-
minué, chez lui, la masse fermentescible.

118. Le Mélancolique, hydrogineux (96), par
nature, absorbant un air trop oxygéné, trou-
vera, en lui, la circonstance propre à l'enflammer ; ou bien il passera à l'état flegmatique, selon
que l'oxygène sera à l'état de mélange ou de
combinaison (139 à 149).

119. L'air fortement oxygéné sera, fortement,
nuisible au Flegmatique (100), puisqu'il le forcera à dégager trop de calorique, dont il est fai-
blement pourvu ; puisque favorisant l'oxygénation
du gaz hydrogineux, il augmentera son état
aqueux et de relâchement (149 à 154).

120. L'air humide sera contraire à tous les
tempéraments ; car il enlèvera l'oxygène au Sanguin, augmentera la quantité de calorique du Bi-

lieux, rapprochera le tempérament Mélancolique du Flegmatique et augmentera l'état aqueux du dernier.

121. *L'acte de la vie consistant dans le dégagement du calorique (dégagement qui ne peut s'effectuer sans combustion)*, deux circonstances sont nécessaires pour l'opérer : *mouvement dans le calorique et présence de l'oxygène* (14). L'air devenant impur en s'hydroginant ou se carbonéant, et nous fournissant, à l'aide de l'inspiration, les moyens de faire passer le calorique à un degré plus ou moins grand d'engagement, il faut, pour diminuer l'effet résultant, que notre activité balance le défaut d'oxygène, surtout en automne et en hiver, où l'oxygène est absent, et on fait tout le contraire.

122. Après avoir déterminé l'état organique ou plutôt constitutif des individus rangés dans ces quatre grands tempéraments, nous croyons utile de déterminer leur *état moral et d'affectibilité*; chacun des malades pourra, ainsi, savoir à quel ordre de tempérament il appartient, et suivre le régime alimentaire et hygiénique approprié à sa nature.

§ 3.

Tempérament Sanguin.

123. Chez le *Sanguin,* la force motrice s'organise d'oxygène en excès (114) et de calorique en défaut ; car point de dilatation, point de couleur rouge, point de fluidité sans oxygénation.

124. La force motrice ou vitale est, toujours, en lui, à son maximum ; il vit, en temps égal, plus que le Bilieux, mais moins longtemps que lui.

125. Il se distingue par un teint et une physionomie animés ; des yeux vifs et brillants ; une peau fraîche et vermeille ; des chairs ni trop fermes ni trop molles ; des veines larges ; un pouls actif, doux, uniforme ; des mouvements vifs ; une transpiration active ; ses fonctions sont faciles ; sa digestion lente, mais bonne. Il a le ventre libre, les urines peu abondantes.

126. Bon, franc, brave, courageux, son caractère est empreint de vivacité, d'enjouement, de douceur, d'aménité.

127. Ses facultés intellectuelles ne sont pas moins belles ; son imagination brillante s'unit à une mémoire facile ; son esprit fécond a des idées heureuses ; son jugement prompt se traduit en expressions aisées ; mais, aussi, il aime, ardemment, le luxe, la table, les femmes, les plaisirs.

128. Ce tempérament est, généralement, une heureuse condition de santé ; cependant, il est plus exposé que d'autres, à des affections hémorrhagiques, à des saignements de nez, et il a surtout à redouter la pléthore.

129. Ses habitudes d'alimentation devront consister dans des modificateurs qui rafraîchissent le sang et calment l'effervescence ; facilement, fermentescible, il doit éviter d'augmenter, en lui, les agents de la fermentation (103). Il s'abstiendra, conséquemment, de mets trop assaisonnés, d'épiceries, de spiritueux, de vins généreux, de végétaux médicamenteux, tels que ail, oignon, moutarde ; il dédaignera les viandes noires, les oiseaux d'eau, les poissons de mer ; se nourrira de viandes blanches ; pas trop fraîches, elles fourniraient un oxygène surabondant ; trop faites, elles donneraient un excès de calorique : les herbes potagères, contenant un mucilage doux, lui conviendront.

Enfin il fuira les plaisirs et les passions expansives vers lesquels l'entraîne sa nature.

§ 4.

Tempérament Bilieux.

130. La constitution carbonique du *Bilieux*

(116) le soumet à l'influence des gaz atmosphéreux et hydrogineux, qui, tendant à engager le
calorique, le défendent de l'action excitatrice de
l'oxygène.

131. La force motrice ou l'action vitale est
composée, chez lui, de calorique en excès et d'oxygène en défaut.

132. Si le mouvement est communiqué au calorique ; si l'oxygène l'excite, il émet, prompte-
ment et énergiquement, tout celui dont il était
pourvu (117).

133. La raideur, la rigidité des solides ; la sécheresse de la fibre ; l'activité des mouvements
organiques ; la promptitude avec laquelle s'ac-
complissent les fonctions vitales, dénotent, chez
le Bilieux, un engagement exagéré de calorique.
Par suite, son pouls est prompt, élastique, sec et
raide ; il mange beaucoup, digère vite et facilement, mais est, habituellement, constipé. Son
haleine est forte et brûlante ; sa lèvre sèche ; ses
secrétions sont empreintes d'âcreté. D'un médiocre embonpoint, d'une taille moyenne, il a la
peau aride, d'un rouge foncé, brun, olivâtre,
quelquefois noir. Ses yeux perçants sont noirs
aussi, de même que le poil qui couvre sa peau,
et les cheveux, souvent crépus, qui ornent sa
tête.

134. Sombre, mélancolique, ses nerfs irrités portent, dans son moral, une inquiétude inconnue au Sanguin.

135. Cet état organique, qui commence à la puberté et arrive, à son maximum, à la virilité, est favorable aux travaux de l'intelligence et aux grandes affaires. On a remarqué que les hommes persévérants, éminents, aux idées larges et hardies, aux conceptions sublimes, à l'imagination ardente, étaient des hommes doués du tempérament bilieux.

136. Il y a cette différence entre le Sanguin et le Bilieux, c'est, que le premier a de la sagacité, le second du génie; que le sanguin brille comme l'éclair, le bilieux comme la foudre.

137. Son hygiène différera de celle du Sanguin; il fera usage des boissons aqueuses et acidulées; la chair fraîche et peu cuite lui conviendra; mais les graisses, les huiles, les viandes salées lui seront, absolument, interdites : les unes augmentent les quantités de gaz hydrogineux et de carbone (11) ; les autres s'emparent de l'oxygène dont il est déjà dépourvu.

138. Puis il ira reposer l'activité dévorante de son intelligence au calme de la campagne.

§ 5.

Tempérament Mélancolique.

139. Dans le *Mélancolique* (118), pourvu d'une constitution hydrogénique, l'action vitale est moindre que dans les deux premiers : si le calorique est, chez lui, mis en mouvement par le secours de l'oxygène, il déterminera une explosion momentanée, mais terrible.

140. Le Mélancolique peut passer à l'état Bilieux ou Flegmatique ; car, venant à s'alcaliser, il joindra au gaz hydrogineux qui le forme, le gaz atmosphéreux, tous deux éléments du carbone (3).

141. Il devient, du reste, Bilieux avec l'âge ; mais s'il est mal constitué, si l'oxygène s'empare de lui, par ses combinaisons, il subira l'influence aqueuse du Flegmatique (119, 149).

142. Taille haute ; corps grêle ; muscles minces, mais fortement dessinés ; peau lisse et polie ; teint jaune ou brun ; yeux langoureux ou sombres selon l'âge ; cheveux bruns ou noirs ; vivacité d'abord grande, puis décroissante ; faiblesse, inconstance ; pouls fréquent et élastique ; physionomie triste, inquiète ; regard timide ou fixe ; sensibilité exquise ; passions extrêmes ; amour ou haine empressés et opiniâtres ; tels sont les

caractères distinctifs des Mélancoliques. Rêveurs, taciturnes, défiants, ombrageux, ils concentrent leurs affections : la société les importune, ils la fuient, et préfèrent la solitude au milieu de laquelle leur imagination s'embrase.

143. Les femmes de ce tempérament ont la peau belle, mais sèche; leur démarche est nonchalante.

144. Les Mélancoliques sont propres aux arts et aux sciences, pour lesquels ils ont une aptitude prononcée. Leur peu de mémoire ne les empêche pas d'avoir les idées fortes, les conceptions vastes, l'imagination exaltée.

145. Ce tempérament a deux issues funestes, l'hypocondrie et le suicide.

146. Les personnes marquées à ce cachet, devront choisir un climat tempéré; vivre sous un beau ciel; entretenir leurs forces par le travail; se livrer à l'exercice de l'équitation, qui excite l'activité des viscères abdominaux, favorise la transpiration, repose et distrait l'intelligence.

147. Elles doivent éviter les professions qui exaltent l'imagination et les passions.

148. Elles rejetteront, de leur nourriture, les aliments salés, épicés, irritants, grossiers et de difficile digestion; les végétaux farineux, les boissons chaudes et les liqueurs alcooliques. Les

boissons sucrées et non ardentes leur seront favorables ; elles suivront un régime peu, très-peu oxygéné.

§ 6.

Tempérament Phlegmatique et Lymphatique.

149. Le Flegmatique (119) et Lymphatique est privé, relativement, de calorique : des fluides aqueux et dénués de principes actifs circulent dans tout son organisme. Son teint pâle est sans animation ; ses lèvres décolorées se fondent dans une peau blanche et polie ; son œil bleu et terne laisse tomber un regard languissant ; ses chairs, lâches et molles, sont couvertes de graisse ; ses vaisseaux, d'un petit diamètre, composent, chez lui, un système vasculeux qui manque d'action. Son pouls est mou, lent, flexible ; ses poumons, dont le jeu est difficile, semblent se refuser à la décomposition de l'air qu'il respire.

150. Facile à recevoir les impressions qu'on lui donne, il s'affaisse dans une apathie qui le rend passif ; il vit sous la loi de l'habitude.

151. Il est soumis à une disposition fâcheuse aux catarrhes, accumulations de mucosités dans tous les organes de la tête, de la poitrine et du bas-ventre qui en secrètent ; aux congestions,

aux extravasations séreuses et lymphatiques, aux flux, aux stagnations, etc. : l'embonpoint du Phlegmatique est, lui-même, un état de cachexie.

152. Rien, chez lui, ne s'achève dans les mouvements curateurs qui semblent avorter ; on dirait que la nature, avare pour lui, n'agisse qu'avec des matériaux imparfaits qui mettent obstacle à l'accomplissement de son œuvre.

153. La nature de ce tempérament indique, suffisamment, le régime qui lui est convenable ; il lui faut des aliments qui lui donnent le calorique et le moyen de l'engager : ainsi, pour lui, pas de laitage, pas de farineux, pas de mucilagineux, mais une nourriture succulente, stimulante : un pain nutritif, des viandes noires, du vin blanc généreux ; des liqueurs fermentées ; puis la lumière du grand jour, les attractions solaires, la vivacité de l'air, l'activité, l'exercice.

§ 7.

Tempérament Nerveux.

154. Le tempérament *Nerveux* est, généralement, renfermé dans une enveloppe sèche et maigre : il jette une taille élancée ; teint le visage de couleurs pâles ; s'agite en des mouvements brusques, s'émeut à des sensations vives et fugaces : il

ne permet qu'un sommeil léger, qu'il interrompt, fréquemment, par des mouvements en sursaut. Son excessive mobilité rend l'appétit médiocre, la digestion lente, varie, sans cesse, les goûts en fait d'aliments ; il s'épuise de fatigue au moindre exercice ; est inapte à tout travail de force corporelle. Il se meut dans un système musculaire peu développé, et communique, conséquemment, peu de force locomotrice.

155. Sa sensibilité et sa contractilité sont en désaccord. En effet, tout tend à provoquer l'activité de la première et à amortir l'énergie de la seconde ; les habitudes sédentaires, les travaux intellectuels, la culture de ce qui tend à surexciter l'imagination, à enflammer les passions, exagèrent la faculté de sentir, et, dans ce cas, le système musculaire, et, par conséquent, la puissance motrice, se trouvent réduits à leur minimum d'intensité.

156. Les personnes nerveuses se distinguent par un tact fin, délicat, par une facilité singulière à connaître ce qu'elles ont intérêt à savoir. Elles se passionnent, volontiers, pour les spectacles, les jeux, la musique, la pantomime, à cause de l'excessive irritabilité de leur sensibilité qui se complaît dans la variété d'impressions sorties de ces différents plaisirs.

157. Leur existence est toute d'agitation, d'é-
branlement ; elles souffrent par trop de sensibilité,
vivent par accès, par secousse.

158. A côté de cela , se placent une haute intelligence, une conception prompte et facile ; des
idées élevées ; un esprit, on ne peut plus vif et
éclatant qui pétille en saillies, semble s'échapper
par tous les pores de leur être, et se répand en
discours variés, emportés, saccadés comme l'individu.

159. L'hygiène de ce tempérament défend,
absolument, l'alimentation excitante : un régime
doux est de toute nécessité. Les impressions sur-
humaines seront évitées ; on devra choisir une
profession dans laquelle les mouvements passion-
nels ne soient pas exaltés, et où l'imagination
soit reposée.

160. Enfin, on usera de la médecine préven-
tive.

161. Nous en avons fini avec les connaissances
premières que nous désirions vous donner, nous
pouvons, maintenant, aborder, sans crainte, notre
théorie sur le principe radical de la goutte.

CHAPITRE VI.

THÉORIE DE LA GOUTTE.

162. Les variations si étranges que présente l'*Artritis* dans l'envahissement qu'elle fait de notre système ; les douleurs incessantes et intolérables qu'elle produit, ont attiré l'attention et fixé les études de beaucoup d'hommes célèbres. Bien des idées, bien des opinions sont sorties de ces cerveaux studieux et désireux d'arriver à la guérison d'une maladie qui affecte, si péniblement, l'espèce humaine. Mais la diversité de toutes ces opinions contraires, prouve la stérilité des travaux qui les ont enfantées.

163. Ni la persévérance, ni l'amour de l'humanité, ni la science, n'ont manqué, pourtant, dans l'accomplissement de cette œuvre si éminemment utile ; mais, peut-être, les savants qui s'y sont dévoués, ont-ils trop négligé les éléments constitutifs de l'homme, et ceux qui composent l'atmosphère qui nous entoure, et dans lequel nous puisons la santé et la vie.

164. Nous réparerons leur oubli et nous démontrerons que c'est *ou à un excès, ou à un dé-*

faut, ou à une inégalité de ces éléments (45) qu'il faut rapporter le principe de la goutte. Avant d'entreprendre cette discussion, nous croyons utile de rappeler d'une manière succincte, les causes assignées, par quelques auteurs, à la maladie qui nous occupe.

165. Hippocrate la plaçait dans le mélange de la bile et de la pituite qui formaient un amas dans les articulations. Selon lui, les crudités de l'estomac, l'intempérance, l'oisiveté, le défaut d'exercice, l'usage trop fréquent des plaisirs vénériens, étaient capables d'engendrer ce mal. Aussi recommandait-il l'abstinence, la tempérance, l'exercice.

166. Galien, lui, pensait qu'elle était due à une fluxion des parties malades, et que l'acrimonie des humeurs n'avait rien à faire là, parce la sécheresse était incompatible avec la goutte. La faiblesse des articulations ne lui semblait pas devoir être une occasion prochaine de cette maladie qu'il attribuait, plus tôt, à la pléthore de différentes humeurs.

167. Oribase, Aëtius, Paul Æginette, Alexandre de Tralle, ont adopté ce système qui, longtemps, fut en faveur.

168. L'acrimonie de la synovie, telle était, pour Paracelse, la cause de la goutte.

169. Vanhelmont la fait résider dans la semence de l'homme où elle resterait inerte jusqu'au premier accès. D'après lui, elle serait acide de sa nature, et, quoique partie intégrante du sperme, ne l'affecterait pas. C'est de l'analogie de ce dernier, avec les humeurs synoviales qui reçoivent, plus facilement, l'acidité, qu'il a tiré cette explication étrange.

170. Sennert admet, aussi, une acidité pour cause de la goutte; mais ajoute qu'il y a effervescence de la synovie due à la présence d'un acide vitriolique sorti des plantes.

171. Fernel la fait dériver de la pituite interne ou externe de la tête ou seulement de l'une ou de l'autre.

172. Rivière va plus loin : il incorpore, au sang, un sel acide et corrosif qui le quitte pour s'introduire dans les veines lymphatiques et les acidifier. C'est de là que viendraient les douleurs des goutteux.

173. Sydenham, qui en a tant souffert, dit : que la goutte prend son origine dans l'estomac.

174. Willis l'attribue à certains ferments, à la faiblesse des viscères, à un appauvrissement du sang.

175. Boherhave, voit dans la goutte, un vice inhérent aux parties nerveuses les plus minces,

les plus faibles et aux humeurs qui les humectent. Il fait consister ce vice, dans une ténacité et une acrimonie anormales des humeurs et dans une trop grande rigidité des solides, jointe à un trop petit diamètre des vaisseaux.

176. Liger soutient que le principe de la goutte est le résidu des boissons et des aliments qui sont chargés d'une grande quantité de mucilage qui s'amasse, alors, avec surabondance.

177. Desault fait sortir cette maladie d'une transpiration arrêtée et corrompue. La cause de ce mal, dit-il, est dans la peau : cette partie du corps humain devenue dure et ridée par le penchant de l'âge, ou obstruée par les fautes qui procurent ce mal, voit ses tuyaux excrétoires la plupart sans usage. La matière qu'ils laissaient échapper est retenue peu à peu, circule avec le sang et les autres liqueurs, se mêle avec la lymphe qui coule dans les articulations ; parvenue à un certain degré, elle force le diamètre des tuyaux excrétoires de cette lymphe, picote, par sa salure, par son âcreté, les membranes, les tendons qui y aboutissent et cause cette vive douleur que l'on appelle goutte.

178. Ponsart, qui est, à peu près, du même avis, prétend que la vraie cause de la goutte, existe dans toute l'habitude du corps ; que c'est

de la diminution du calibre des vaisseaux excré-
teurs de la peau et de la transpiration séques-
trée et interceptée que dépend cette maladie.

179. Hoffmann dit : que le sel de tartre ou l'a-
cide tartareux, existe dans le sang des goutteux
et qu'il est la cause principale de l'affection arthritique. Il cite , pour le prouver, les analyses
que plusieurs médecins ont faites sur les con-
crétions pierreuses, tirées des jointures des goutteux , sur leurs excréments , leur salive , leur
urine, et il ajoute que le tartre du vin est la matière première de l'humeur de la goutte.

180. Baynard a démontré , par ses expé-
riences sur les urines, qu'elles renfermaient une
troisième partie d'un sel alcali : d'où il conclut
que ce sel âpre, aigu , piquant, retenu dans le
sang , au moyen d'une humeur pituiteuse et
gluante , trouvant l'occasion de se développer,
cause des douleurs, soit dans les articulations ,
soit dans les membranes, les tendons , les liga-
ments. Or, poursuit-il , c'est en raison de la
qualité et de la quantité de ce sel que les accès
de goutte se manifestent.

181. D'autres prétendent que le calcul et la
goutte proviennent d'un acide qui surabonde
dans les humeurs, qu'ils ne sont qu'une combinaison de sels subtils et pénétrants, ou un mé-

lange de différentes humeurs excrémenteuses,
discordantes par leurs qualités et leurs usages ;
ou bien, encore, la collection de divers fluides
étrangers, tous hétérogènes et propres, par leur
assemblage, à ne pouvoir causer que ce mal.
Enfin on a établi, entre la goutte et la gravelle,
une assimilation résultant de leur réunion fré-
quente et des effets salutaires des mêmes remèdes dans ces deux maladies, et on leur a assigné
une cause unique, provenant d'une quantité sur-
abondante de terre calcaire.

182. Telles sont les opinions principales émi-
ses sur la goutte ; nous n'en rechercherons pas
d'autres : celles-là suffisent pour montrer toute
la discordance qui les distingue. On s'est bien
attaché à la nature différente des humeurs, à
leur acidification, à la plus ou moins grande facilité des excrétions ; mais on a négligé, nous le
répétons, le principe de ces différentes modifications.

183. Les humeurs sont pleines d'acrimonie
et d'acidité, nous le voulons bien : elles dépo-
sent, dans les articulations, des terres calcaires,
nous le voulons bien encore : les excrétions cutanées se font peu ou point, nous l'accordons ;
mais ce ne sont là que des effets de la goutte.
Son principe, son radical est encore à trouver.

Les aliments ne peuvent nous le présenter : s'ils sont une cause déterminante de l'affection arthritique, ils ne sont, en tout cas, qu'une cause secondaire ; nous espérons le démontrer et prouver, ainsi, qu'il faut demander à la nature, elle-même, et non point à notre corps, inhabile à la fournir, l'origine d'une maladie qui prend sa source dans une plus ou moins bonne concordance des éléments primitifs, régulateurs nécessaires des agents utiles à la conservation de l'existence.

184. L'acte vital, nous l'avons dit (121), consiste dans le dégagement du calorique et deux circonstances sont nécessaires pour opérer ce dégagement : mouvement dans le calorique et présence de l'oxygène.

185. Nous avons montré comment, en vertu de la loi de la non-viduité des *Bases*, expliquée au § 14, le mouvement du calorique s'effectuait ; ajoutons que la respiration n'est point indifférente à ce mouvement et qu'elle en est un des principaux moteurs.

186. Si nous voulons bien nous rappeler que la respiration n'est qu'une combustion (62) : que la combustion n'a lieu que par l'émancipation du calorique et la fixation de l'oxygène (36) : si nous admettons, ce qui n'est pas contestable,

puisque c'est une révélation de la science, que l'air que nous aspirons est composé d'oxygène dans la proportion de 27 parties contre 73 d'azote, il ne nous sera pas difficile d'établir qu'une des causes principales de la goutte réside dans la plus ou moins grande quantité d'air oxygéné que nous respirons ; que l'oxygène étant le principe actif et indispensable de la combustion (5) et notre corps n'étant qu'un système en combustion (61), le mouvement du calorique nécessaire à l'acte de la vie (184) ne peut s'opérer qu'en raison des progrès de cette combustion ; que si ces progrès sont lents et difficiles, c'est que l'oxygène sera en défaut et que, conséquemment, le calorique au lieu de s'épandre en chaleur à la surface du corps, restera fixé dans les *Bases* internes.

187. Développons cette théorie à laquelle nous a conduits une observation d'Hoffmann.

188. Il rapporte qu'un goutteux, dont il était le médecin, était, régulièrement, averti de l'invasion future de la goutte, par son anneau qui prenait la couleur noire et ne la quittait qu'après le paroxisme.

189. Hoffmann se contente de constater cette observation qui l'a frappé cependant, puisqu'il la consigne, mais il ne la fait suivre d'aucune

réflexion, d'aucun commentaire ; il est vrai que les causes qu'il a assignées à la goutte (179) ne pouvaient l'aider à trouver l'explication de ce fait,

Là, pourtant, était le principe de cette maladie,

190. Les enseignements de ce phénomène ne sont-ils point, en effet, de la plus grande évidence ?

191. L'homme, vous le savez, est composé de *Bases* douées de carbone (51), en proportions plus riches que des autres fluides ; le sang veineux en contient 55 parties sur 100. La couleur noire de l'anneau du goutteux d'Hoffmann indiquait donc : que, chez lui, les combinaisons étaient carboniques ; que, par conséquent, tel était le radical de la maladie. Elle démontrait, en outre, que ces combinaisons avaient poussé leur maximum à la périphérie, puisque le calorique s'y résumait, s'y fixait sous forme de charbon. Allons plus loin et disons : que, non-seulement, la surface du corps était, dans le cas qui nous occupe, marquée de ce cachet noir, mais qu'il en était de même des poumons qu'il faut regarder comme organe périphériel, puisqu'ils sont accessibles à l'air atmosphérique, et puisque, d'ailleurs, les inspirations et les expirations sont, partout, izochrones ; qu'ainsi lorsque la goutte manifeste sa présence à l'orteil, par exemple, soit par un anneau rouge,

soit par un anneau noir, les poumons présentent la même affection et renferment, en eux, le même germe de maladie qu'ils ont, tout d'abord, développée. Nous détruisons, par là, cette erreur, généralement, accréditée, que la goutte remonte.

192. Si nous avions besoin d'une confirmation dans l'opinion que nous émettons sur le principe de la goutte, nous la trouverions dans la nature même des éléments constitutifs de l'homme ; car si l'anneau du goutteux d'Hoffmann présentait, ainsi, la couleur noire, c'est qu'évidemment, le sang n'avait pas subi, dans les poumons, une oxygénation assez forte et qu'il conservait la couleur foncée du sang veineux. Tout le monde sait que le système capillaire pulmonaire est le réservoir où s'opère le grand phénomène de la coloration du sang, phénomène dû à l'acte de la respiration.

193. Les combinaisons carboniques sont-elles bonnes à l'acte de la vie? nous ne craignons pas de répondre négativement ; nous allons le prouver :

194. Le carbone, principe combustible qui existe dans le charbon (3), principe qui n'est autre que le calorique fixe (11), est très-avare de ce même calorique ; il ne le livre qu'avec peine ; aussi le sang veineux marque-t-il un ou deux

degrés de chaleur de moins que le sang artériel
(72) ; mais la hausse du thermomètre, mesure de
la chaleur, n'a lieu que par suite de l'élévation
de la température ; l'élévation de la température
n'arrive que par suite d'un dégagement de chaleur ;
la chaleur ne se répand pas sans combustion ; le
sang veineux ayant un ou deux degrés de moins
que le sang artériel est donc soumis à une combustion moindre que ce dernier. Or, l'acte vital
consistant dans le dégagement du calorique (121),
il en résulte que les combinaisons carboniques,
dégageant au dehors une moindre chaleur (194),
sont inhabiles à perpétuer la vie, et qu'elles doivent amener, dans l'organisme, un désordre proportionnel à leurs rigueurs. .

195. Mais nous l'avons dit encore : le calorique fixe (11), contrairement au calorique libre
(10), resserre, contracte, solidifie les corps, produit le froid et est, exactement, représenté par le
bois, le charbon, les huiles, les graisses, les matières combustibles animales, végétales et minérales ; il peut donc, entre autres désordres,
resserrer et contracter les parties solides ; soli-
difier les liquides du corps, et c'est ce qu'il produit dans les obstructions, nodosités et ankyloses,
résultats de la goutte (199, 11).

196. Les obstructions ne sont, en définitive,

qu'un obstacle que les fluides rencontrent dans le corps animal, obstacle formé de phosphates de chaux. Or que sont les Phosphates ? sinon des combinaisons d'acide phosphorique avec différentes bases salifiables. Enfin, qu'est-ce que le Phosphore ? un corps doué de bases éminemment combustibles, puisqu'il s'enflamme, spontanément; au contact de l'air dont il absorbe presque tout l'oxygène. Quant à la chaux, dont le nom dérive du mot latin *calor*, chaleur, on ne peut nier qu'elle ne comporte aussi une énorme quantité de combustible, car elle entre en fusion sous l'influence de l'eau, composée comme on le sait de 85 parties d'oxygène et de 15 d'hydrogène; elle décèle, en outre, l'acide carbonique qui, lui, est composé de carbone et d'oxygène, dans la proportion de 73 à 27. Or, pour que sa fusion ou sa combustion se fasse, il est nécessaire qu'elle soit saturée de calorique que viennent défixer les 85 parties d'oxygène contenues dans l'eau.

197. Les phosphates (196), causes des obstructions; les nodosités, causes des ankyloses, ne doivent, donc leur naissance, qu'au calorique fixe (11), puisqu'ils en contiennent et marquent la présence. Leur action sur le système du corps, a, pour effet principal, de boucher les vaisseaux excrétoires et de suspendre ou d'anéantir les

fonctions de la transpiration. Tout le monde connaît les résultats fâcheux de ce qu'on appelle, vulgairement, une sueur rentrée : on sait qu'elle occasionne d'intolérables douleurs.

198. La transpiration n'a pas, seulement, pour mission, de rejeter, du corps, les résidus de la combustion nécessaire qui entretient, sur lui, la chaleur dont il a besoin ; elle le débarrasse, encore de la surabondance des matières salifiables, mises en mouvement par les combinaisons qui s'opèrent dans toute son économie. Lors donc qu'elle n'agit plus, c'est que la combustion animale (17) fait moins de progrès ; c'est que l'agent excitateur, l'oxygène (5) n'est plus suffisant pour l'alimenter ; le calorique, de libre qu'il était, devient fixe ; les excrétions que le calorique libre maintenait dans un état permanent de liquidité, n'ayant plus d'issue au dehors, se resserrent, se coagulent et prennent, avec le calorique libre, la forme fixe, qu'elles traduisent en phosphates de chaux (196), en urates qui, à leur tour, donnent naissance aux nodosités, aux ankyloses.

199. Les vaisseaux excrétoires, les vaisseaux capillaires même, qui conduisent le sang jusqu'à la périphérie ou enveloppe du corps, sont donc fermés par des obstructions (196) ; mais le sang,

les humeurs, les excrétions tendent toujours à passer par les conduits que la nature leur a faits ; arrêtés à leur sortie, ils poussent, pressent et forcent l'obstacle qui les retient captifs, amènent, par leur stagnation et l'âcreté de leur saveur, une vive inflammation contre laquelle vient se ruer la masse active et toujours renouvelée du sang, des humeurs et des excrétions, et telle est la cause des douleurs incessantes et aiguës de la goutte.

§ 1.

Radical de la goutte.

200. *La goutte n'est donc, rien autre, que le calorique libre ou le principe de la chaleur animale, qui, ne pouvant plus se répandre au dehors, se fixe dans telle ou telle partie du corps, et entraîne dans sa fixation les humeurs de quelque nature qu'elles soient, surtout celles synoviales, qu'il solidifie en phosphates de chaux.* Elle pourrait presque se réduire à une *alcalisation* des membres.

201. Le radical de la maladie trouvé, l'invention du remède était facile. Reprenons les connaissances préliminaires qui commencent cette brochure, et nous arriverons sans peine, à l'éta-

blissement d'une médication rationnelle de la goutte.

§ 2.

Traitement.

202. Que nous apprennent-elles, en effet ? Que le corps humain, comme tous les autres corps, est composé de carbone et d'hydrogène, Fluides qui sont les deux *Bases* de la nature (55) ; que ces *Bases* reçoivent, *alternativement,* l'oxygène et le calorique (18) ; que notre corps n'est qu'un système en combustion (17) soumis à toutes les conditions d'existence de la combustion des foyers (69) ; enfin que toutes les combinaisons, modifications qui se font, en lui, résultent d'un changement de mouvement (15) entre les *Principes* (14), l'oxygène et le calorique.

203. Or, dans l'explication que nous venons de donner de la goutte, on a remarqué que les combinaisons ne s'effectuaient pas exactement, régulièrement ; que les combinaisons carboniques dominaient et faisaient participer, de la nature du carbone, le corps qu'elles amenaient à un état partiel de solidification (200). Cette modification anormale ne pouvait avoir sa cause que dans une

4

disproportion forcée des éléments nécessaires à la continuation de la vie.

204. Elle nous indiquait, en effet, que le calorique s'était emparé des *Bases*, et que l'oxygène, son concurrent, n'était point assez puissant pour le défixer, et opérer, entre lui et le calorique, le changement de mouvement que la loi naturelle a imposé comme condition essentielle de l'existence du corps (15).

205. Que faut-il donc faire dans ce cas ? Se hâter de déléguer à la périphérie et aux poumons un oxygène plus riche, et capable de dilater les pores plus ou moins fermés par les obstructions, ou bien y appliquer le principe des dilatations, ou enfin réunir ces deux moyens.

206. Empruntez donc, à la nature, des agents qui activent les combinaisons ; par leur introduction dans le système, vous forcerez ces combinaisons à devenir exagérées ; elles procéderont plus richement ; le calorique, qui était fixé sous la forme de charbon, sera chassé sous la forme libre, et le mouvement oscillatif des *Principes* (l'oxygène et le calorique) dans les *Bases Périphérielles* (l'enveloppe du corps, la peau), c'est-à-dire la *diaphorèse*, la transpiration rétablie. Il y avait trop de chaleur au dedans, trop de frigescence au dehors ; le système diaphorétique était ren-

versé : telle était la cause physique et repro-
ductive de la maladie ; vous avez détruit cette
cause.

207. Tous les efforts doivent donc tendre à
ramener la transpiration arrêtée chez tous les
goutteux, si ce n'est dans tout le corps, au moins
dans les parties malades ; à faciliter les évacuations qui se font par les pores insensibles de la
peau.

208. Le mode de transpiration ne doit point
être indifférent ; celle qui ne devrait ses effets qu'à
l'emploi de médicaments externes, serait insuffi-
sante, pour ne pas dire inutile, car elle ne se pro-
duirait que superficiellement et laisserait subsis-
ter le principe à l'intérieur. Nous ne pensons pas
qu'elle ait la prétention d'agir du dehors au dedans, sa puissance ne va pas jusque-là. On arrive, facilement, par la chaleur extérieure, à faire
fondre la surface d'un bloc de glace, mais le cen-
tre reste toujours froid ; pour obtenir une fusion
entière, il faudrait une chaleur continue et pro-
portionnée à la masse de ce morceau de glace ;
mais les forces actives du corps humain ne résis-
teraient pas à l'action continuelle d'une transpiration établie extérieurement. Il est donc, de toute
nécessité, de lui donner son point de départ à l'intérieur, pour que, traversant tous les tissus, elle

se fraye, elle-même, un chemin et marque, sa sortie, à la surface du corps. Et il faudra avoir soin de la réitérer jusqu'à ce qu'elle envahisse toutes les parties malades, ce qui ne s'obtient pas, toujours, la première fois. On l'aidera, en outre, par des boissons appropriées à la nature de la maladie et en se couvrant avec excès.

209. Nous pouvons affirmer, parce que cela résulte d'observations nombreuses, que, cet effet obtenu, les douleurs auront cessé comme par enchantement ; mais le corps eût-il été mouillé, outre mesure, si les parties attaquées ont résisté, la douleur persistera.

210. On conçoit que ce n'est point à l'aide de simples et ordinaires transpirations que l'on atteindra le but désiré ; mais par des transpirations excessives, et qui se prolongent sept et huit heures, avec une égale intensité. C'est l'effet que produit le médicament dont nous parlerons tout à l'heure.

211. Si les évacuations cuticulaires sont anéanties dans l'Artritis, il en est, de même, de toutes les sécrétions, qui sont entachées du même vice radical ; il est donc, aussi, de toute utilité, d'agir sur elles, et de les débarrasser des matières calcaires qui s'opposent à leur sortie.

212. Il ne faut point oublier, non plus, que l'on

doit, surtout dans le traitement de cette maladie, et dans l'application des remèdes, considérer le tempérament des individus, car la combinaison d'agents sudorifiques dépendra de la nature des malades ; ceux qui conviendront au Bilieux ne réussiront pas sur le Sanguin, parce que les éléments qui les composent, les fluides qu'ils respirent, sont entièrement opposés, et que quand l'un exige une délégation d'oxygène, l'autre demande du calorique. On s'exposerait à de grands mécomptes si on négligeait cette observation.

213. Le régime alimentaire et hygiénique a, aussi, une importance utile ; nous l'avons indiqué au chapitre des tempéraments. Chacun des malades devra en suivre les prescriptions.

214. C'est au moyen des principes que nous avons, sommairement, émis dans cette brochure, et en ne nous éloignant pas de la nature, que nous sommes arrivés à composer une médication qui détruit, non-seulement les effets, mais encore la cause de la goutte. Tout en respectant les sages enseignements de la nature, nous nous sommes, pour ce médicament, conformés à certaines prescriptions du *Codex* ; aussi, malgré ses effets bienfaisants, que l'on pourrait attribuer à une action violente et perturbatrice, se distingue-t-il par une complète innocence.

215. Qu'on ne croie pas, toutefois, que le radical de cette maladie s'efface et disparaisse avec les accès : si, au bout de trois heures, notre remède a fait cesser entièrement les douleurs, si intolérables qu'elles soient, *de la goutte aiguë;* si, le lendemain, le malade peut marcher et vaquer à ses occupations habituelles, le virus goutteux n'est pas encore détruit ; il faut, indispensablement, s'astreindre à un traitement exact et régulier de trois à quatre mois. Malheur à ceux qui, délivrés de leur mal, confondraient, dans l'oubli de leurs souffrances, l'oubli du traitement à continuer !

216. La *goutte héréditaire*, triste legs de famille, la *goutte chronique*, déplorable effet de traitements négligés, cèdent, moins facilement et moins vite, à l'action de notre médication, et cela se conçoit : il faut un temps proportionnel à l'âge et à la persistance de la maladie pour arriver à la combattre efficacement ; cependant quarante-huit heures ne se passent pas, sans apporter un soulagement sensible. Il est difficile, pour ces affections, de fixer un temps déterminé de traitement ; il peut s'étendre, comme durée, de six mois à un an ; mais bien avant les trois premiers mois, les douleurs et les accès auront fait place à un bien-être inaccoutumé.

217. Quant aux déformations des membres, aux nodosités, aux ankyloses, résultats effrayants, de cette effrayante maladie, nous ne pouvons en promettre la disparition, qu'à un usage rigou- reux et longtemps prolongé du traitement, et à l'emploi d'agents internes et externes, autres que ceux mis en œuvre pour effacer les douleurs et en prévenir le retour. Nous avons dû, tout d'abord, empêcher de souffrir et défixer le prin- cipe des souffrances : ce point obtenu, il était plus facile de purger le corps, de ces hideuses exubérances que ne vient plus alimenter et en- tretenir une cause, heureusement veuve de sa déplorable vertu prolifique.

218. Nous n'avons plus rien à ajouter à toutes nos recommandations, si ce n'est une exacti- tude et une régularité scrupuleuses dans l'usage de cette médication, appropriée aux éléments constitutifs de chaque individu, médication, du reste, déjà mise en pratique, par plusieurs mé- decins de Paris, qui en ont reconnu et constaté l'efficacité.

219. Nous ne craignons pas d'affirmer que ces soins constants et rigoureux trouveront leur ré- compense, dans la guérison entière d'une ma- ladie qui, jusqu'alors, était réputée incurable.

Nous aurons, quant à nous, l'inappréciable bonheur d'avoir rendu, à l'humanité, un des plus grands services qu'elle puisse attendre de la science.

FIN.

Paris. — E. DE SOYE, imprimeur, 36, rue de Seine.

MÉDECINE THERMOPATHIQUE.

MODE D'ADMINISTRATION DU TRAITEMENT ANTIGOUTTEUX.

1. Ce remède se compose de pilules différentes, distinguées par numéros 1, 2 et 3, et de poudres rangées, aussi, dans le même ordre. Comme tous les ingrédients pharmaceutiques, et plus qu'eux encore, puisqu'ils ne sont pas isolés, les agents que nous employons redoutent le contact de l'air, qui opère, en eux, des combinaisons destructives de leurs propriétés : aussi avons-nous eu le soin de les soustraire à cette influence funeste, en les renfermant dans des flacons formés de matières sur lesquelles l'air et l'humidité n'ont aucune prise. Ces flacons sont, en outre, entourés d'une chemise en carton, scellés d'une étiquette indiquant la nature du médicament et son numéro d'ordre. On voit, par toutes les précautions que nous avons prises, combien il est important de les tenir à l'abri de toute humidité.

Son emploi se fera de la manière suivante :

2. Sitôt qu'un accès se présentera, *prenez :*

Le premier jour, à jeun, 5 pilules n° 1.

Le deuxième, à jeun aussi, une dose de la poudre n° 1 ; faites-la dissoudre, exactement, dans un verre de boisson chaude, petit-lait, thé ordinaire, thé de sauge, de menthe poivrée, feuilles de pêcher en infusion ou dans une décoction très-légère de gruau.

Tenez-vous au lit et bien couvert.

Lorsque la moiteur, signe précurseur d'une transpiration très-abondante, et qui durera six à huit heures, se produira, buvez, par petites tasses, de dix en dix mi-

nutes, deux à trois litres de l'une des infusions ou décoction ci-dessus.

Ne changez de linge que lorsque le feu de cette transpiration commencera à s'éteindre; évitez de vous refroidir, pendant ce changement, et restez au lit douze heures.

La transpiration cessée, mangez un potage aux herbes, un beefteack, une côtelette saignants; buvez du vin de Bordeaux mouillé.

3. L'effet de l'absorption de ces pilules et de cette poudre diaphorétique, dans *les gouttes articulaires vagues, aiguës,* et qui ne se produisent qu'à de longs intervalles, tient du prodige : au bout de deux à trois heures de transpiration, les douleurs si intenses, si intolérables qu'elles soient, cessent, et le lendemain le malade peut marcher.

4. Il serait imprudent, toutefois, de ne pas continuer parce que l'accès aurait disparu.

Prenez donc le troisième jour, la seconde dose de la poudre n° 1, en observant les prescriptions de la veille.

Le 4e, mettez-vous dans un bain dans lequel vous aurez, préalablement, fait dissoudre trois quarts de livre ou une livre de savon de Marseille, et après vingt minutes, absorbez la 3e dose de la poudre n° 1, dans le bain même, d'où vous ne sortirez, qu'au bout de deux heures, pour prendre le lit, enveloppé dans une couverture. Vous faciliterez, toujours, la transpiration par l'usage des infusions ou décoctions indiquées.

Enfin terminez cette médication, le 5e jour, par une prise de la poudre n° 2 que vous délayerez, exactement, dans un verre d'eau sucrée; buvez dans la journée du bouillon aux herbes, dans lequel vous ferez entrer beaucoup d'oseille.

5. Ce n'est point assez que d'avoir enlevé l'ac-

cès, il faut qu'il ne reparaisse plus. Pour obtenir ce résultat:

Prenez, chaque jour, pendant un mois, le matin à jeun, un paquet de la poudre n° 5, dans la journée 6 pilules n° 2.

Chaque semaine 5 pilules n° 1.

Au milieu de la semaine 1 pilule n° 3.

Le mois fini, une dose de la poudre n° 2.

Le lendemain, la 1re dose de la poudre diaphorétique n° 1.

Et ainsi de suite, de semaine en semaine, de mois en mois jusqu'à entier épuisement des médicaments.

6. Les douleurs constantes de la goutte chronique céderont devant le même traitement; mais nous devons dire que, dues à une cause persistante, elles mettront aussi plus de résistance, moins d'empressement dans leur fuite. Cependant elles marqueront assez vite, encore, leur éloignement ; car au bout de deux à trois jours, elles permettront au malade un repos et une facilité dans les membres qu'il n'avait pas et qui ne peut se trouver que dans un grand soulagement. Il se pourra donc que la guérison entière exige six mois, un an, peut-être, de traitement; mais on se pliera, facilement, à cet assujétissement, quand, après un mois, on ne souffrira plus et qu'on verra l'affection goutteuse réduite à un simple engourdissement, qui disparaîtra, petit à petit, et restituera aux articulations leur élasticité.

7. Dans ce genre d'affection vous ferez un usage continu de la médication contenue aux §§ 2 et 4, et vous la répéterez jusqu'à ce que les douleurs aient, complétement, disparu : puis,

à ce moment, suivez, pendant six mois, un an même le traitement du § 5.

8. Il ne faudrait ni s'étonner ni se rebuter, si une ou plusieurs fois la poudre n° 1 causait des nausées ou des vomissements ; son action, devant se produire sur toutes les sécrétions du corps, se porte, tout d'abord, contre les embarras de l'estomac qu'elle purge.

NOTA. La préparation des médicaments résultant de notre système demandait de la conscience et un talent unis à une exactitude et à une précaution extrêmes.

M. Lefébure, pharmacien, rue d'Argenteuil, 2, réunissant toutes ces qualités, nous nous sommes adressés à lui. On devra, dans la demande des médicaments, indiquer :

1° *La nature de la goutte dont on est affecté ; si elle est vague, aigüe, chronique, accidentelle ou héréditaire ;*

2° *Les époques périodiques des accès ;*

3° *Les parties qu'elle afflige ;*

4° *Les nodosités et ankyloses auxquelles elle a donné naissance ;*

5° *Enfin le tempérament dont on est doué.*

Comme tous les malades ne sont point aptes à fournir ces renseignements, ils feront bien, de prendre, de leur médecin habituel, une consultation qu'ils joindront à leur demande. Ils seront, ainsi, certains d'obtenir un ensemble de médicaments utiles et conformes à la nature de leur tempérament. Ils auront, en outre, cet autre avantage, de recevoir, pendant une médication nouvelle, les soins assidus et raisonnés d'hommes savants et habitués à la direction de leur santé.

Paris. — E. DE SOYE, imprimeur, 36, rue de Seine.